CONGRÈS INTERNATIONAL DE MÉDECINE

Section d'Obstétrique

PARIS. — Août 1900

De L'ANIODOL
en Obstétrique

Par Mlle MOUREN

Maîtresse Sage-Femme en chef à l'Hôpital de la Conception
de Marseille

ET

Le Docteur F. SEDAN

Médecin-Major de 1re Classe en retraite

423

aphore, Barlatier-Marseille

Marseille, Août 1900.

CONGRÈS INTERNATIONAL DE MÉDECINE

Section d'Obstétrique

PARIS — Août 1900

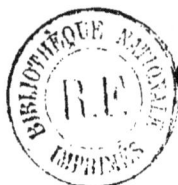

De L'ANIODOL
en Obstétrique

Par Mlle MOUREN

Maîtresse Sage-Femme en Chef à l'Hôpital de la Conception
de Marseille

ET

Le Docteur F. SEDAN

Médecin-Major de 1re Classe en retraite

MARSEILLE

TYPOGRAPHIE ET LITHOGRAPHIE BARLATIER

Rue Venture, 49

1900

DE L'ANIODOL EN OBSTÉTRIQUE

Par Mlle MOUREN

Maitresse Sage-Femme en Chef à l'Hôpital de la Conception de Marseille

ET

Le Docteur F. SEDAN

Médecin-Major de 1re Classe en retraite

La visite des Cliniques magistrales et des Maternités qui fonctionnent dans les cinq ou six principaux centres d'instruction en France, nous a révélé quelles divergences séparent les praticiens en matière d'antisepsie obstétricale.

La conversation des maîtres est encore plus instructive à cet égard, et à la suite d'une enquête conduite sur place par l'un de nous, on peut résumer ainsi qu'il suit et relativement à ce point particulier, le sentiment général de ceux qui sont chargés d'enseigner cette délicate spécialité.

1° Les mercuriaux constituent des antiseptiques de nécessité ; ils ont des dangers et des inconvénients non douteux et d'ailleurs indiscutés, que chacun s'efforce d'atténuer.

Celui-ci emploie l'injection de Budin pure (paquet de l'accoucheuse 0,25 0/00) ; tel la modifie à 3 ou 4 volumes d'acide tartrique, ce qui établit que le pouvoir du bichlorure est loin d'être ce que l'on avait pensé ou dit. Tout le monde est d'accord sur ce point, inutile d'insister.

Ailleurs on n'admet que le biiodure, malgré que dans une circonstance encore toute récente, et dans l'une de nos premières Facultés, un décès survenu après un accouchement, ait été loyalement mis sur le compte du biiodure, ce que l'autopsie et tout spécialement l'examen des reins a expliqué et prouvé.

Dans une troisième Faculté on emploie exclusivement le cyanure de mercure, dont on dit grand bien, alors que ceux qui l'utilisent se déclarent prêts à l'abandonner, ce qui prouverait tout au moins que le cyanure ne se rapproche que de très loin de l'antiseptique rêvé.

On rencontre enfin des éclectiques employant tantôt ceci, tantôt cela, sans conviction, un peu au hasard des circonstances ; indice certain du peu de confiance qu'inspirent les procédés actuels de l'antisepsie en matière spéciale d'obstétrique.

2° Un fait qui se dégage nettement de la visite de laquelle il vient d'être parlé, c'est que malgré la quantité de liquides réputés ou affirmés bactéricides et que les chercheurs ont essayé de faire adopter, il n'en est resté aucun dans la pratique. Le seul que l'on trouve, quelquefois encore en service, sent, il est visqueux, gluant, et les mains qui en sont enduites n'ont pas la fermeté, la solidité d'appui sur les instruments qui est indispensable à toute manœuvre utile ; en outre, et la chose est certaine, il se met en grumeaux au contact de l'eau, et cette particularité dont l'importance varie suivant la nature du liquide véhiculteur, immobilise, neutralise, doit-on dire, une bonne partie de l'agent utile.

3° Une particularité à signaler est que dans les Facultés et les grandes écoles, la discussion actuellement engagée entre les chirurgiens antiseptisants et aseptisants est restée sans écho dans les services spéciaux.

Le port des gants est absolument impossible à l'accoucheur duquel il paralyserait le don le plus indispensable : le toucher, et de ce côté l'on peut dire que le moyen d'antiseptiser les mains de l'opérateur et de les rendre infertiles à des contacts infectieux, reste le suprême desideratum exprimé par tous sans exception.

Tel est le résumé d'une tournée récente et voilà où en est la question.

Les notices que nous avons fait déposer pour chacun des congressistes de notre section, racontent en détail l'histoire de l'Aniodol que nous allons résumer en quelques lignes.

Des études sur la désinfection médicale nous ont conduits à la formule d'un liquide bactéricide à un très haut degré (1 pour 5600°). Monsieur le Professeur Queirel, avec une bonté que nous apprécions d'autant plus qu'il est plus rare de la rencontrer, a bien voulu l'employer dans son service d'accouchements de Marseille. Les essais conduits par l'un de nous avec la rigueur scientifique qui préside à tout ce qui se fait dans ce Service, a démontré que l'Aniodol a trois qualités premières :

Il est un antithermique incontestable.

Il jouit d'un pouvoir de désodorisation surprenant.

Il est d'une innocuité subjective et objective qui suffirait à le faire rechercher.

A la suite de ces constatations auxquelles s'ajoutent celles accessoires mais précieuses de ce qu'il ne sent pas, ne tache pas, ne brûle pas, n'explose pas et reste fixe dans sa composition, que n'altère, ni le temps, ni les variations de température, M. le professeur Pinard a bien voulu accepter de le soumettre à l'épreuve à la Clinique Baudelocque. Il lui a été fourni en liquide et sous forme de savon.

Notre Président a dit ailleurs le résultat des études auxquelles on s'est livré sous sa direction personnelle. Examen bactériologique préalable et confirmation de nos déclarations, étude clinique des effets du liquide et vérification de la réalité des premières assertions, emploi méthodique du savon pour tous les agissants dans le service.

Depuis, la chose s'est généralisée à Nancy aussi bien qu'à Marseille, qu'à Lille, à Montpellier ou à Toulouse, le savon a acquis chez certains accoucheurs ou dans les services publics droit de cité, que lui avait d'ailleurs conféré déjà l'Assistance publique à Paris.

Les propriétés encore inconnues et les modes d'utilisation et d'emploi de l'Aniodol sont l'objet de recherches incessantes ; les résultats seront vulgarisés s'ils offrent quelqu'intérêt.

Les questions chimiques et posologiques ayant été déjà tranchées dans nos précédentes publications, nous avons fait un choix parmi les observations récentes les plus caractéristiques que nos confrères ont bien voulu nous confier et nous nous bornerons à transcrire le texte remis par chacun d'eux tel qu'ils l'ont rédigé.

Docteur BÉNET

Suppléant du professeur QUEIREL à la Maternité.

Je ne connais l'Aniodol que depuis très peu de temps et après la publication du Mémoire de M. Hawthorn.

Sa lecture m'a inspiré le regret de n'avoir pu l'utiliser dans les nombreux cas de vaginite blennorrhagique que l'on observe, même dans les ménages et que l'on ne sait par quel moyen guérir. De ce seul fait que nous avons désormais un agent curatif sûr, il sera d'autant plus facile de le faire accepter que son nom n'évoque pas l'idée de spécificité que l'on attribue malgré tout aux agents mercuriels.

Une occasion récente m'a permis d'employer l'Aniodol à la fois comme antithermique et désodorisant, les résultats ont absolument confirmé ce que vous en aviez dit. Il s'agit d'un cas d'adhérence du placenta, tentatives infructueuses et multipliées d'arrachement. Appelé après 48 heures, je constate l'œdème des parties génitales, la fétidité des sécrétions ; une introduction de la main permet de délivrer la femme qui est prise à quelques heures de là d'un frisson avec élévation de température. Injection intra-utérine de solution aniodolée au 1 pour 3.000, chute brusque et définitive de la température, désodorisation de l'écoulement qui se tarit rapidement. Aucun agent ne m'a rendu d'aussi fidèles et prompts services, la chose m'a d'autant plus frappé que je ne puis oublier un cas de mort survenue à Marseille après une injection analogue à base de sublimé.

Une particularité qui constitue, à mon avis, le seul côté nouveau de ce que je viens de vous dire, c'est que le petit bébé ayant eu à plusieurs reprises des poussées d'impétigo suintant, de simples lavages à l'Aniodol l'ont rapidement débarrassé.

Si ce fait est étudié et vérifié, il nous conduira à des applications pratiques nombreuses et qui seront hautement appréciées.

HOPITAL DE LA CONCEPTION

(MATERNITÉ)

OBSERVATIONS

I. — Louise D... — V pare au septième mois est admise dans le service le 2 mars 1899, le travail s'est déclaré la veille, les membranes ont été rompues artificiellement au début. Epaule droite, version tentée en ville sans succès, le bras droit a été coupé. Température 39°.

A son arrivée, odeur fétide, lavages à l'Aniodol. Extraction d'un fœtus de 1900 grammes, macéré. Lavage utérin prolongé avec la solution aniodolée à 1 pour 2.000. Les injections vaginales des suites de couches ont été faites deux fois par jour avec la même solution. Pas d'élévation de température. La femme quitte la Maternité le 20 mars.

II. — Marie R... — I pare est dans le Service depuis le 17 mars.

Accouchement spontané le 21.

Quelques éraillures dans le vagin,

Le deuxième jour la température s'élève à 39°.

Injection intra-utérine à l'Aniodol.

Chute brusque de la température, on continue les lavages vaginaux et le douzième jour la femme quitte le service dans un état tout à fait satisfaisant.

III. — Eloise S... — II pare, entre à la Maternité le 24 août en travail, membranes rompues depuis deux jours. Présentation de l'épaule droite.

Pendant le travail, frisson et température de 40°.

Version, enfant de 3.200 grammes, mort.

Après la délivrance, injection intra-utérine à l'Aniodol.

Le lendemain température 37°,8.

Troisième jour température 39°. Deux injections intra-utérines.

Quatrième jour température normale.

Départ le onzième jour.

IV. — Léontine N... — I pare, syphilitique, entre à la

Maternité le 30 août, en travail septième mois, membranes rompues dès son arrivée. Accouchement spontané d'un fœtus macéré 1.560 grammes. Injection intra-utérine à l'Aniodol.

Le quatrième jour la température s'élève à 38°,6, lochies fétides. Injection intra-utérine à l'Aniodol, la température s'abaisse et reste ainsi pendant les 15 jours que la femme reste dans le Service.

V.— Marie C...— II pare syphilitique, 7 mois, admise le 2 mars, hydramnios, épaule, version difficile, liquide fétide. Injection utérine, l'enfant était macéré. Température après l'accouchement 38°,2.

Deuxième jour 39°. Deux injections intra-utérines, la température descend à 37°,5.

Quatrième jour nouvelle ascension à 39°. Trois injections intra-utérines à l'Aniodol, la température baisse rapidement et reste normale.

Sortie de la mère le onzième jour.

VI.— Angèle, 25 ans, repasseuse.— II pare, entre dans le Service le 13 mai, à terme et en travail. Hydramnios et hydrocéphalie, travail long, rupture prématurée des membranes. Frisson et température de 40°.

Ponction du crâne, accouchement spontané, délivrance normale.

Injection intra-utérine deux heures après, frisson et température de 41°,2. Injection de serum et une injection aniodolée, intra-utérine très prolongée, le lendemain la température est normale puis remonte encore à 38°2. Trois injections. Chute finale de la température.

La femme sort le quinzième jour.

VII.— Rosine B...— III pare à terme est admise à la Maternité le 2 mai, en travail, membranes rompues, température 39°. Accouchement et délivrance spontanés. Injection intra-utérine aniololée. La température est de 38°,2, deux heures après l'accouchement. Le lendemain température normale. Aucune élévation pendant les onze jours que la femme passe dans le Service.

VIII.—Marie R..., I pare, 26 ans, admise le 2 janvier, en travail et à terme, les membranes sont rompues depuis deux jours. La température est de 39°.

Accouchement spontané, délivrance normale, injection intra-utérine à l'Aniodol, le soir température 37°5.

Le onzième jour frisson et température de 40°. Injection intra-utérine à l'Aniodol, chute définitive de la température qui reste normale.

Départ de la mère le dix-septième jour.

IX. — La nommée Anna M..., 22 ans, I pare, est transportée dans le Service de la Maternité, le 22 octobre à terme et en travail depuis deux jours, membranes rompues, tentatives de version et plusieurs applications de forceps en ville.

Bassin rétréci, à son arrivée température 38°, fœtus mort, parties génitales œdématiées, col complètement déchiqueté, liquide purulent et fétide. Basiotripsie.

Délivrance artificielle. Longue injection intra-utérine.

Le lendemain la température est de 39°.

Deux injections à l'Aniodol.

Le deuxième jour, température de 40°1 le matin, et 39°8 le soir.

Deux injections intra-utérines, l'œdème des organes génitaux diminue et les plaies vaginales se cicatrisent.

Troisième jour, matin 38° et le soir 37°8. Deux injections intra-utérines et plusieurs vaginales.

Quatrième jour, température normale.

La femme part le dix-huitième jour, tout à fait bien.

X. — Marie, 25 ans, ménagère, IV pare, a eu plusieurs hémorrhagies pendant sa grossesse, la dernière a nécessité le tamponnement qui a été pratiqué en ville.

A son arrivée état général déplorable, sérum artificiel.

Enlèvement du tampon et déchirure large des membranes.

Accouchement spontané, délivrance artificielle, injection intra-utérine à l'Aniodol. Température 39°.

Le lendemain 40°8, deux injections intra-utérines par jour.

Pendant 4 jours la température varie entre 38° et 39°5.

Chute définitive le dixième jour.

La femme quitte le Service le dix-huitième jour.

XI. — Joséphine C..., 23 ans, domestique, I pare, acci-

★

dents syphilitiques, il y a un an. Est admise en travail au septième mois. Siège. Rupture des membranes, dilatation complète, liquide amniotique abondant, fétide et rougeâtre. Expulsion d'un fœtus macéré.

Délivrance spontanée, injection intra-utérine. Le troisième jour frisson, la température est normale.

Le septième jour, température 39°, injection intra-utérine à l'Aniodol. Chute définitive le septième jour. La femme part le douzième jour.

XII.— Françoise F..., 40 ans, ménagère, multipare de 4 à terme. Sommet en O. I. G. A., rupture des membranes prématurée, liquide amniotique peu abondant, noirâtre, l'examen des urines révèle de l'albumine, 3 grammes environ. Deux applications de forceps ne donnent aucun résultat. L'enfant étant mort, on fait la basiotripsie, poids de 3.350 grammes, disparition de l'albumine le cinquième jour.

Le sixième jour, élévation de la température à 39°2. Lochies fétides, injection intra-utérine à l'Aniodol, descente à 38°, chute définitive le dixième jour.

Quatre injections vaginales sont données quotidiennement jusqu'au dix-huitième jour.

Etat de santé satisfaisant à son départ.

XIII.— Joséphine B..., 32 ans, journalière, primipare à son neuvième mois. Sommet en O. I. G. A., rupture des membranes prématurée, rigidité spasmodique du col, application de l'écarteur Tarnier, forceps ramenant un enfant de 2.900 grammes.

Déchirures profondes du col. Délivrance spontanée, perte normale pendant et après la délivrance.

Deuxième jour température de 38°, injection intra-utérine à l'Aniodol, descente à 36·9.

Pendant toutes les suites de couches, injections vaginales à l'Aniodol. La femme quitte le Service le douzième jour. Santé satisfaisante.

XIV. — Zaïra D..., 21 ans, domestique, primipare, grossesse à terme. Sommet, rupture des membranes artificielles, liquide amniotique abondant, sanguinolent, décollement prématuré du placenta, nécessitant une application de forceps, enfant de 3.520 grammes. Délivrance artificielle, hémorrhagie pendant la délivrance, sérum artificiel 500 grammes.

Troisième jour, températaure de 38°,6. Injection intra-utérine à l'Aniodol, chute de la température à 37°.

Sixième jour, nouvelle élévation à 38°,8. Deux injections intra-utérines. Chute définitive le septième jour. Les injections vaginales sont toujours faites à l'Aniodol.

La femme part le quatorzième jour complètement rétablie.

XV. — Francesca C..., 37 ans, domestique, primipare à terme. Sommet en O.I.D.P. non engagé. Rupture de la poche des eaux intempestive, liquide amniotique abondant et verdâtre, Symphyséotomie. Enfant de 3.430 grammes. Délivrance artificielle. Hémorrhagie, température de 38°,5. Le troisième jour, congestion pulmonaire. La température oscille entre 38° et 37°.5 jusqu'au onzième jour. A partir de ce moment elle s'abaisse insensiblement et varie de 36°,7 à 37°. Le vingt-deuxième jour cette femme quitte le Service complètement rétablie.

Deux injections vaginales sont données quotidiennement toujours à l'Aniodol.

XVI. — Albertine P..., 24 ans, ménagère, primipare à terme. Sommet. Rupture des membranes précoce, liquide amniotique abondant. Sept applications successives de forceps ne donnent aucun résultat. Symphyséotomie, enfant de 4.000 grammes. Délivrance artificielle.

Le deuxième jour la température s'élève à 40°. Injection intra-utérine à l'Aniodol, la température descend à 38°, elle reste stationnaire pendant deux jours. Nouvelle élévation à 39°,5. Deuxième injection intra-utérine, chute à 37° puis à 37°,5. Des injections vaginales à l'Aniodol sont également faites tous les jours. La température reste normale les jours suivants.

XVII. — **Jeanne M..., secondepare.**
Grossesse extra-utérine de 10 mois.
Opération faite par M. le docteur Queirel.
Irrigation du kyste fœtal à l'Aniodol à 1 pour

4.000. L'élimination du placenta se fait sans aucune élévation de température.

Pendant toute la durée du traitement les soins antiseptiques, lavages, pansements, injections, sont faits avec l'Aniodol.

Docteur PLATON

Je m'empresse de vous adresser les observations concernant les bienfaits de l'Aniodol. Je les ai divisées en deux séries ; celles concernant les cas obstétricaux et celles qui ont trait à des maladies gynécologiques. Ces observations sont des cas pris dans ma clientèle privée. Partout l'Aniodol a été facilement accepté et employé avec plaisir à cause des succès obtenus.

OBSTÉTRIQUE.

Version pour présentation de l'épaule.

Observation I. — Appelé à 3 heures du matin chez Madame X..., par un confrère, pour une présentation de l'épaule, je fus obligé de pratiquer une version dans de très mauvaises conditions. Mon confrère, qui avait été appelé quelques instants auparavant, avait constaté la mauvaise présentation et avait commencé des soins antiseptiques, ne voulant rien tenter sans chloroformisation. En effet, l'utérus vide de tout liquide depuis la veille à 6 heures du soir, était comme tétanisé, le bras en procidence était violacé et œdématié, la femme VII pare avait 38°,7 de température, les battements du cœur de l'enfant ne s'entendaient plus à notre arrivée.

Chloroformisation, introduction de la main dans l'utérus gravide, non sans peine. Version difficile. Extraction d'un gros enfant à terme et mort. Hémorrhagie sérieuse après l'accouchement, délivrance artificielle. Injection intra-utérine d'eau sublimée très chaude. Le soir du même jour le thermomètre accuse 38°2. Nouvelle injection intra-utérine, antipyrine et quinine. Le lendemain matin

38°,8. Injection intra-utérine toujours au sublimé. Dans la journée violent frisson, avant-coureur de la fièvre puerpérale. Le soir, 39°. Injection intra-utérine très abondante de sublimé. Encore de la quinine et de l'antipyrine.

Le troisième jour, au matin, la température axillaire marque 39,7. J'ai eu la précaution de faire prendre une solution d'Aniodol au centième, telle qu'elle se vend dans les pharmacies, et je pratique une abondante injection intra-utérine en mettant une cuillerée à soupe pour 2 litres d'injection.

Le soir de ce jour, le thermomètre marque 37,8. Je continue durant 48 heures des injections intra-utérines en mettant la même dose d'Aniodol, la température de l'accouchée reste normale, et grâce à des injections vaginales avec le même antiseptique durant les quelques jours de suites de couches, oscille entre 37,2 et 37,6.

Observation II. — Hémorrhagie post partum au quatorzième jour, température, accidents amendés par l'emploi de l'Aniodol.

Appelé au quatorzième jour du post partum auprès d'une jeune femme primipare, je constate une hémorrhagie assez sérieuse donnant naissance, depuis la veille, à d'énormes caillots qui s'échappent en distendant la vulve et nécessitant des efforts de la part de la jeune accouchée.

L'accouchement d'un enfant vivant et à terme a été normal et sans péripéties inquiétantes. Depuis la veille, frisson, hémorrhagies suivies de pertes blanches à odeur forte, température à 38,9. Injection intra-utérine avec un antiseptique quelconque, spécialité d'une pharmacie de la ville. Je prescris pour l'injection du soir de l'Aniodol en solution au centième. Le soir, 38,9. Injection intra-utérine aniodolée. L'hémorrhagie a été toute la journée presque aussi abondante que la veille. Le lendemain matin, température 38,5. L'hémorrhagie a été moins abondante grâce aux injections très chaudes (48°). Nouvelle injection intra-utérine d'Aniodol que je renouvelle le soir à 7 heures, moment où le thermomètre marque 38,2.

Le surlendemain, l'hémorrhagie, qui a continué légèrement, ne se traduit extérieurement que par l'expulsion d'un caillot gros comme le poing. L'état général de la jeune malade est meilleur, la température est à 38°. Nouvelle injection très chaude intra-utérine d'eau aniodolée que je pratique à nouveau le soir de ce troisième jour et deux fois le matin et le soir du quatrième jour.

Le cinquième jour, plus d'écoulement sanguin, aucune odeur, plus de température, la jeune femme peut se lever et s'alimenter.

Observation III. — Le 7 juin, je suis appelé, par une sage-femme, au quatrième jour d'un accouchement, auprès d'une jeune femme III pare qui vient d'être prise d'un frisson assez violent, thermomètre à 39°. Selon la pratique indiquée, injection intra-utérine à l'Aniodol renouvelée le soir même. Le lendemain et jours suivants, température à 37,2.

Ces trois observations sont, je crois, assez éloquentes pour dire ce que vaut l'Aniodol dans les infections confirmées ; elles montrent les avantages de cet antiseptique pour combattre les complications de la puerpéralité. Je veux ajouter à ces cas si probants une note pour les autres accouchements où je l'ai employé dès le début du travail, ce qui, j'en suis convaincu, m'a évité des ennuis et m'a assuré des suites de couches normales.

Observation IV. — Primipare de 19 ans, présentation de l'épaule modifiée au huitième mois par une version par manœuvres externes, O. I. G. A. Travail lent, dilatation pénible. Crises de nerfs de la parturiente obligeant une chloroformisation légère. Après quatorze heures de travail, alors que la dilatation est à peine complète, arrêt des battements fœtaux. Forceps difficile à appliquer à cause de la petitesse et de l'étroitesse de la vulve et de la grosseur et de la dureté de la tête de l'enfant. Extraction rapide nécessitée par l'arrêt des battements. Double circulaire autour du cou. L'enfant est couvert de méconium. Extraction d'un enfant à terme en état de mort apparente, facilement ranimé. Dès la sortie de l'enfant, il s'écoule de l'utérus du méconium qui souille les draps du lit et les mains de l'accoucheur.

Injection vaginale à l'Aniodol. Hémorrhagie, délivrance par expression modifiée, selon la méthode de Pinard. Hémorrhagie, injection intra-utérine très abondante à l'Aniodol. Périnéorrhaphie. La température, malgré toutes les causes d'infection est restée normale évoluant entre 36,8 et 37,2 durant tout le post partum.

Observation V. — Forceps pour une présentation en O. I. D. P. Application et extraction difficiles. rupture profonde du périnée, délivrance artificielle. Périnéorrhaphie. Injections intra-utérines à l'Aniodol. La température n'a jamais dépassé 37,5.

Observation VI. — Secondepare. Grossesse gemellaire, accouchement d'un premier enfant mort, présentation du siège, Deuxième accouchement par le sommet, enfant vivant, un seul placenta. Hémorrhagie inquiétante nécessitant plusieurs injections intra-utérines à l'Aniodol, l'introduction de la main dans la matrice pour vider l'utérus. Température toujours normale.

Observation VII. — Secondèpare. Eclampsie après l'accouchement et la délivrance, température à 38,9. Deux ininjections intra-utérines d'Aniodol. La température redescend à la normale et s'y maintient.

Les autres cas obstétricaux ont été absolument normaux. J'emploie l'Aniodol systématiquement, mais ces parturientes n'ont eu aucune raison de faire de la température.

GYNÉCOLOGIE.

Je vous signalerai tout d'abord les deux cas où dans des affections aigues, j'ai été heureux d'avoir employé l'Aniodol.

Observation I. — Manœuvre abortives, avortement d'un mois et demi, pelvi-péritonite grave, consécutive.

Je suis appelé à 10 heures du soir chez Madame V... et je constate une pelvi-péritonite grave, consécutive à des manœuvres criminelles. Température à 40,2. Ventre très ballonné, vomissements, écoulement de sang et de pus à odeur repoussante. Traitement habituel, opiacés, collodion riciné sur l'abdomen, injections chaudes d'eau aniodolée.

Le lendemain matin l'état est stationnaire, il y a cependant un peu de sédation des douleurs abdominales, température à 40°.

Le soir du deuxième jour, la température descend à 39,5 les vomissements sont moins fréquents.

Le surlendemain il y a une amélioration considérable du côté de l'écoulement, il ne présente plus d'odeur et il s'est modifié pour n'être plus qu'un mélange de sang et de mucosités. Température à 39,5. Le ventre est moins douloureux.

Purgation avec 1 gramme de calomel en deux cachets qui amène vers le soir une évacuation considérable de matières infectes.

L'amélioration s'accentua vite, les pertes se tarirent en 4 ou 5 jours, la malade put s'alimenter et sortir 6 jours après m'avoir fait appeler. Inutile de dire qu'elle continue l'emploi de l'Aniodol.

Observation II. — Le 5 juillet je suis appelé auprès d'une jeune femme, artiste lyrique, qui se plaint de douleurs fort vives à l'abdomen avec des envies fréquentes de vomir.

Depuis trois jours, dit-elle, c'est-à-dire depuis le 2 juillet des pertes se sont établies, 15 jours après ses menstrues qui ont apparu à leur époque habituelle. Ces pertes sont tantôt hémorrhagiques et abondantes, tantôt purulentes et dégagent une odeur fort désagréable. Pansements ou plutôt tamponnements à la gaze boriquée et 3 injections aniodolées très chaudes.

Au bout de trois jours cette jeune femme rétablie de cette poussée aiguë pouvait s'embarquer à destination de l'Algérie où l'appelait un engagement antérieur.

Actuellement j'ai trois malades en traitement auxquelles j'ai ordonné des injections aniodolées. Leurs affections utérines sont traitées par le massage gynécologique.

N° 1. — Rétroversion avec paramétrite.

N° 2. — Antéversion et antéflexion avec œdème abdomino-vulvaire.

N° 3. — Antéversion avec cellulite de la paroi abdominale.

Je n'ai qu'à me louer de l'emploi de cet antiseptique qui me parait agir efficacement sur les sécrétions vagino-utérines ; ayant sur ces sécrétions, dans ces trois derniers cas, des idées en accord avec les théories de Stapfer qui veut, et je le crois dans le vrai, que ces sécrétions soient sous la dépendance, non d'une infection, mais d'un vice de la circulation utérine. Je pense que l'Aniodol n'agira pas comme modificateur, comme curateur, mais je l'emploie volontiers pour éviter des infections possibles qui pourraient surajouter des causes de trouble aux troubles circulatoires existant déjà.

Docteur COCHE

Depuis vos communications sur l'Aniodol, je l'emploie à peu près exclusivement pour les nombreux blessés des Compagnies d'assurances dont je suis le médecin. En gynécologie et en obstétrique, je n'ai pas relevé les observations banales de tous les malades qui ont bénéficié de l'emploi de votre antiseptique, je vous envoie seulement deux observations qui montreront, la première surtout, la supériorité de l'Aniodol, et la seconde, que vous ne savez pas encore tous les usages auxquels il pourra servir.

Observation I. — Je suis appelé, le 25 mars, auprès de Madame M···, âgée de 23 ans, qui a accouché pour la première fois, il y a deux jours, d'un enfant à terme. Le travail a été long, la sage-femme a dû pratiquer différentes manœuvres, entre autres la délivrance artificielle. Au moment où je vois la malade, qui a eu de grands frissons pendant la nuit précédente, le ventre est un peu ballonné et il s'écoule par la vulve un liquide couleur chocolat, extrêmement fétide. Je fais de suite des lavages intra-utérins d'Aniodol à 1 pour 4000, la fétidité disparait complètement. Je continue les lavages matin et soir, il n'y a plus de mauvaise odeur. Mais, comme à chaque lavage le liquide ramène des débris placentaires, je pratique le curetage le 26. Par cette opération, j'enlève des masses placentaires en complète décomposition. Depuis cette opération, j'ai pratiqué, pendant six jours, les lavages intra-utérins matin et soir. La température est restée normale

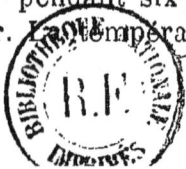

dès le soir de l'opération et la malade entre en convalescence.

En résumé, cette malade était infectée au moment de son accouchement, et son état était très alarmant la première fois que je l'ai vue, quarante heures après la délivrance.

L'Aniodol a eu un effet immédiat et n'a présenté nul inconvénient, malgré la grande quantité employée (huit à dix litres matin et soir de solution à 1 pour 4000).

Observation II. — Cette observation présente ceci de particulier que l'Aniodol a été employé à l'état pur, à la place du chlorure de zinc dans un curetage utérin pour métrite hémorrhagique.

Madame A···, 48 ans, a d'abondantes métrorrhagies depuis plusieurs années. Les différents traitements institués n'ayant donné aucun résultat, et la malade s'affaiblissant beaucoup, je pratique le curetage le 15 mai 1900. Avant, pendant, et après cette opération je me suis servi de la solution à 1 pour 4000.

L'opération terminée, je m'aperçois qu'on avait oublié la solution de chlorure de zinc au 1 pour 10 dont je me sers pour écouvillonner la matrice, je remplaçai cette solution par l'Aniodol pur. Les suites opératoires furent excellentes et la malade complètement guérie.

HOPITAL DE LA CONCEPTION

Service du Docteur MICHEL, Hawthorn, interne

Toutes ces observations ont été faites avec la solution à 1 pour 4000, sauf rares exceptions.

Observation I. — Marguerite T.

Mai 25. — Métrite chronique. Une injection intra-utérine d'Aniodol en plus du traitement ordinaire.

Juin 4. — Grande amélioration. Ecoulement par le col presque nul.

Le 10, guérison. (Retenue pour un abcès grande lèvre).

Le 15, exéat. Guérison se maintient.

Observation II. — Rose L..., 20 ans, f. s.

Mai 30. — Vaginite intense. Règles.

Juin 8. — Cessation des règles. Aniodol.

Le 10, grande amélioration.

Le 12, guérison.

Observation III. — Antonia A..., 18 ans, f. s..

Juin 1er. — Vaginite. Aniodol.

Le 8, grande amélioration.

Le 12, guérison se maintient depuis hier. Exéat.

Observation IV. — Emilie M..., 19 ans, f. s.

Mai 30. — Vaginite et métrite. Aniodol. Injections intra-utérines.

Juin 4. — Grande amélioration.

Le 10, vaginite guérie. Reste métrite cervicale.

Le 20, a ses règles pendant une semaine. L'écoulement métritique est beaucoup plus léger. Cette femme a eu en tout 5 injections intra-utérines.

Juin 22. — Exéat.

Observation V. — Juliette B..., 21 ans, f. s.

Mai 30. — Vaginite, métrite. Aniodol.

Juin 8. — Exéat. Guérie.

Observation VI. — Augustine, Ar..., 17 ans, f. s.

Avril 20. — Vaginite. Aniodol 1 pour 2.000.

Le 26, exéat. Guérie.

Observation VII. — Thérèse L..., 17 ans, f. s.

Juin 15. — Métrite et vaginite. Aniodol 1 pour 4.000.

Le 21, grande amélioration.

Le 23, Vaginite guérie, reste encore l'écoulement métritique à peine sensible.

Observation VIII. — Eugénie Ey..., 16 ans, f. s.

Juin 8. — Vaginite, rougeur du col.

Le 15, guérison.

Observation IX. — Zoé Cl .., f. s.

Juin 15. — Métrite.

Le 18, a eu deux injections intra-utérines d'Aniodol à 1 pour 2.000. Guérie.

Le 20, guérison se maintient.

Observation X. — Toussainte Ag..., 18 ans, f. gal...

Juin 15. — Règles.

Le 18, Vaginite légère. Aniodol 1 pour 4.000.

Le 25, guérison.

Observation XI. — Augustine L..., 17 ans, f. s.

Juin 27. — Vaginite intense. Aniodol 1 pour 4.000. Ulcération du col.

Juillet 1er. — Règles.

Le 5, cessation des règles.

Le 6, vaginite améliorée.

Le 12, vaginite presque guérie. Depuis hier léger écoulement blennorrhagique par le col.

Le 15, vaginite guérie, métrite devenue presque nulle.

Observation XII. — Marie C..., f. s.

Juin 22. — Métro-vaginite. Aniodol 1 pour 4.000.

Juillet 1er. — Vaginite presque guérie. Persistance de léger écoulement par le col. Injections intra-ultérines à partir d'aujourd'hui.

Le 12, pas trace de vaginite. Ecoulement métritique très abondant.

Le 13, curetage du col.

Juillet 16. — Etat post-opératoire bon.

N.-B. — Le traitement a été régulier.

Observation XIII. — Cazeille L..., f. s.

Juillet 11. — Métrite, ulcération du col. Aniodol 1 pour 4000.

Le 13, l'état ne s'est pas sensiblement modifié, curetage.

Le 15, état post-opératoire bon.

Observation XIV. — Rose D..., 17 ans, s. p.

Juin 15. — Vaginite intense. Aniodol 1 pour 4.000.

Le 18, exéat. Guérie depuis hier.

Observation XV. — Louise Mont..., 20 ans, ménagère.

Juillet 9. — Vaginite-métrite du col. Aniodol 1 pour 4000. Injections intra-utérines.

Le 15, vaginite tout à fait guérie. Persistance de la métrite, mais à un bien moindre degré, faisant prévoir la guérison dans deux ou trois jours.

Observation XVI. — Marie-Rose T...

Juin 15. — Vaginite. Aniodol 1 pour 4.000.

Le 20, exéat. Guérie.

CONCLUSIONS

De cet exposé clinique, quelles conclusions tirer ?

a) L'Aniodol jouit d'un pouvoir bactéricide qui n'est pas seulement confirmé au laboratoire, mais que l'emploi clinique établit surabondamment. L'antithermalité en est la résultante, la caractéristique, et aussi le plus précieux effet.

b) L'innocuité de l'Aniodol, qu'on a pu employer à des doses élevées et même pur, sans conséquences graves pour le sujet, cette innocuité est certaine, qu'il soit mis au contact du péritoine, de la vessie, de l'utérus, de la plèvre. Les témoignages aussi désintéressés que précis qui figurent dans nos publications antérieures, prouvent que le médecin qui l'emploie n'a à redouter pour lui-même aucun accident local ou général.

En outre, ce qui vaut bien quelque chose, depuis deux ans on n'a pas signalé un seul cas d'intolérance à son sujet. Les sages-femmes apprécieront plus encore peut-être que les médecins, un moyen qui met leur responsabilité si entièrement à l'abri, par le fait même de son absence de toxicité, et qui se trouve par ce fait même désigné pour l'antisepsie préalable protectrice, si éloquemment réclamée ici même ce matin pour les femmes à sécrétions naturellement virulentes (communication de M. le professeur Doléris).

c) La faculté éminemment utile de désodorisation, mise en lumière à nouveau si nettement dans les observations publiées plus haut, constitue, avec l'absence d'odeur, de couleur et aussi la fixité, des qualités sérieuses et rares auxquelles s'ajoutent la facilité de maniement, l'économie du linge et sa conservation.

d) Son emploi en chirurgie générale affirmé partout, à Montpellier, Lyon, Paris, Marseille et là par 40 observations remarquables, recueillies durant ces derniers trois mois, avec un seul cas de suppuration, le classe comme un incontestable progrès et un pas en avant dans la recherche de l'antiseptique nécessaire et désiré. Voir le tableau ci-après.

e) On peut affirmer qu'à l'heure actuelle il n'existe pas un moyen d'antiseptiser les mains des opérateurs qui soit aussi pratique, aussi commode, aussi conservateur de l'épiderme que l'emploi du savon à l'Aniodol qui, à toutes ces qualités, joint celle de son très réel pouvoir bactéricide, facile à démontrer d'ailleurs.

Après avoir étudié et pratiqué l'Aniodol, qui depuis deux ans fait ses preuves sans défaillance, vous apprécierez, mes chers Confrères, si en vulgarisant nos recherches à son sujet, nous avons rendu quelque service à la science et à la pratique, ce qui a été et reste notre seul et plus ardent désir.

LISTE DES OPÉRATIONS

Faites à l'Hôtel-Dieu de Marseille dans lesquelles on ne s'est servi que d'ANIODOL

Cure radicale de hernie	4
Laparotomie	4
Hernie étranglée	7
Appendicite	1
Ovariotomie	2
Fistule vésico-vaginale	1
Hystérectomie abdominale	1
Polype utérin	1
Néphrotomie	1
Amputation cuisse	1
» jambe	1
» bras	1
» phalanges	1
Crânioctomie	1
Castration	1
Kyste hydatique du foie	1
Ablation du corps thyroïde	1
» de l'œil	1
Résection du tibia	2
» de l'exostose du gros orteil	1
Trachéotomie	1
Extraction de balle, greffe osseuse, bartholinite, mastoïdite, kyste sébacé, curetage des côtes	6
Total	40

DISCUSSION

A la suite de la lecture du mémoire précédent, M. le professeur PINARD a pris la parole en ces termes textuels :

« J'ai en effet employé l'Aniodol dans mon service à la fois comme savon et comme liquide.

« Depuis ma communication à la Société de Médecine Publique, on a continué à s'en servir.

« Les accoucheurs savent avec quelle difficulté on fait disparaître les odeurs que laissent les pratiques obstétricales dans les cas infectieux, la moindre chaleur les exaspère ; eh bien, il suffit de se laver au savon à l'Aniodol pour les voir entièrement et définitivement disparaître. Je ne connais aucune substance qui, même de loin, donne des résultats comparables, il est absolument merveilleux, et comme conservation de l'épiderme des mains des opérateurs c'est un rêve.

« Comme liquide, les résultats sont parfaits, invariables ; à la suite de l'emploi de 15 à 20 litres de solution chez la même femme, nous avons observé un peu de diarrhée.

« Est-ce une simple coïncidence, y a-t-il relation d'effet à cause, ce sera à voir ; en tous cas, je suis si reconnaissant à ce produit des grands services qu'il m'a rendus que je m'étudie à le faire bien connaître tel qu'il est.

« J'avais espéré vous porter les résultats d'essais bactériologiques tentés par mon ami Marmorek, ils ne sont pas terminés et je le regrette puisqu'ils vous auraient encore confirmé, plus que probablement, dans la confiance que vous pouvez avoir dans son emploi.

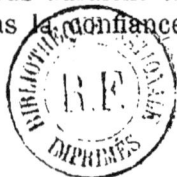

www.ingramcontent.com/pod-product-compliance
Lightning Source LLC
Chambersburg PA
CBHW060504200326
41520CB00017B/4894